기억력 강화를 위한

시니어 컬러링북
화투
놀다

시니어인지능력개발원 구성
조비룡 추천(서울대학교 의과대학 노화연구소 교수)

추천사

　2009년 유엔 보고서에 흥미로운 내용이 실렸습니다. 인간의 평균 수명에 대한 전망이었습니다. 평균 수명이 80세를 넘는 국가가 2000년에는 6개국에 불과하지만, 향후 20년이 지난 2020년에는 31개국으로 급증할 것이라는 예상이었습니다. 그러면서 100세 삶이 보편화되는 이 시대를 '100세 시대'라고 정의했습니다.

　유엔의 예상대로 우리의 기대 수명은 점점 늘어나, 바야흐로 100세 시대에 살고 있습니다. 하지만 질병의 고통 속에 단순히 오래 사는 것은 큰 의미가 없을 것입니다. 그보다는 건강하게 오래 사는 것이 더 중요합니다.

　나이가 들수록 우리 몸의 기능은 점점 떨어지고 쇠약해집니다. 그와 더불어 인지 기능도 점점 약해져 치매에 이르기도 합니다. 최근 우리나라도 고령화에 따른 치매 환자가 급증하고 있어 치매 예방에 대한 사회적 관심이 커지고 있습니다.

　치매를 예방하기 위해서는 인지 기능을 유지해야 하는데, 이를 위해서는 건강한 식생활과 생활 습관, 적당한 운동과 꾸준한 취미 활동이 필요합니다. 그중 취미 활동은 두뇌 활동을 촉진하여 뇌세포를 활성화하는 데 아주 중요한 역할을 합니다.

　취미 활동은 여러 가지가 있지만, 그중 컬러링은 노인들이 쉽고 간편하게 할 수 있는 아주 유용한 활동입니다.

컬러링을 할 때는 먼저 선으로 이루어진 밑그림 위에 어떤 색깔로 색칠을 할지 고민을 하며 색을 고릅니다. 그 후 손가락과 손목의 소근육을 이용해서 밑그림에 색칠을 합니다.

노인에게 컬러링이 좋은 점은 바로 이 점, 소근육을 사용한다는 점입니다. 소근육을 사용하면 뇌의 신경 세포가 자극을 받아 뇌세포가 활발해집니다. 그러면 자연스럽게 두뇌가 발달하여 인지 기능이 향상되지요.

또 하나 컬러링을 하면 좋은 점은, 노인이 되면 찾아오는 상실로 인한 우울감을 떨치는 데 도움을 받을 수 있다는 점입니다. 노인이 되면 몸의 움직임과 인지 기능의 저하로 위축되기 쉽습니다. 하지만 컬러링을 하면 마음이 안정되고, 색칠을 다 했을 때 만족감과 성취감, 자신감이 충만하게 되어 자기 자신에 대해 긍정적인 생각을 하게 됩니다.

이처럼 뇌세포를 활성화시켜 인지 기능을 향상시키고 노인성 우울감 탈피에도 도움을 주는 컬러링은 시간과 장소, 비용 등 그 무엇도 부담이 되지 않는 취미 활동입니다.

이에 지금 100세 시대를 누리고 있는 시니어를 비롯하여 앞으로 100세 시대를 누릴 우리 모두에게 『기억력 강화를 위한 시니어 컬러링북 **화투, 놀다**』를 추천합니다.

<div style="text-align: right">서울대학교 의과대학 노화연구소 교수 조비룡</div>

화투란 무엇일까요?

화투는 이름 그대로 풀이하면 '꽃들의 싸움'으로, 오래전 일본에서 탄생한 일본식 카드 놀이입니다. 1월부터 12월까지 달을 나누고, 각 달에 해당하는 패가 4장씩 총 48장으로 구성되어 있습니다.

모든 달의 패에는 그 달에 어울리는 꽃과 식물이 그려져 있습니다. 단 11월과 12월은 예외입니다.

화투의 기본 구성은 1, 3, 8, 11, 12월에는 '光(광)'이라고 쓰여 있는 '스무 끗'짜리 패가 한 장씩 있고, 2, 4, 5, 6, 7, 8, 9, 10, 12월의 패에는 동물, 또는 사물이 그려져 있는 '열 끗'짜리 패가 한 장씩 있습니다. 또한 8월과 11월을 제외한 모든 달의 패에는 파란색이나 빨간색의 '띠'가 그려져 있는 '오 끗'짜리 패가 한 장씩 있습니다. 그 외 1월에서 11월까지의 패에는 그 달을 상징하는 배경만 그려진 '피'가 2장씩 있고, 12월의 패에는 1장만 있습니다.

화투 색칠이 왜 좋을까요?

화투는 노인들에게 친근한 놀이 도구입니다. 인생을 살면서 한 번쯤 쳐 보았거나 누군가 화투를 치는 모습을 지켜본 적이 있을 것이기 때문입니다. 그래서 화투 색칠은 노인들이 색칠 활동에 흥미를 잃지 않고 계속할 수 있는 유용한 주제입니다.

또한 화투마다 담긴 점수를 되새겨 보고, 손의 소근육을 이용해서 색칠을 하는 일련의 과정은 노인들의 잠자는 뇌세포를 자극하는 데 안성맞춤입니다.

화투! 하면 떠오르는 노름, 도박과 같은 부정적인 이미지를 버리고, 뇌세포를 활성화시키는 간편한 도구라는 긍정적인 이미지로 다가가면 뜻하지 않은 효과를 얻을 수 있습니다.

색칠의 기본 재료와 방법

보통 색칠을 하는 재료는 색연필, 물감, 파스텔 등이 있습니다. 색연필은 여러 가지 색깔이 나게 만든 연필로 쉽고 간편하게 색칠을 할 수 있습니다. 물감은 색소와 고착제를 섞어서 만든 것으로, 물을 섞어 붓으로 색칠을 합니다. 물로 밝기를 조절하기 때문에 밝은 느낌을 줍니다. 파스텔은 빛깔이 있는 가루 원료를 길쭉하게 굳힌 크레용으로, 은은하고 부드러운 느낌을 주지만 가루가 날리는 단점이 있습니다.

기본적으로 색칠을 할 때는 연한색을 먼저 칠한 뒤 점차 진한색을 칠합니다. 또한 햇빛을 받는 밝은 부분은 연하게, 어두운 부분은 진하게 칠해서 입체감을 살립니다.

이 책의 색칠 방법

- 색칠 재료는 자신이 원하는 재료를 선택하여 색칠을 하면 됩니다.
- 책의 왼쪽 편에 있는 월별 화투에 담긴 재밌는 이야기를 읽고, 완성된 화투 그림을 살펴봅니다.
- 책의 오른쪽 편에 있는 밑그림에 색을 칠하기 시작합니다. 색깔은 왼쪽 편 그림과 똑같지 않아도 됩니다. 자신이 좋아하는 색으로 칠해도 됩니다.
- 넓은 부분을 먼저 칠하고 나서 좁은 부분과 작은 그림들을 칠합니다.

- 월별 화투에 담긴 이야기 읽기
- 완성 그림 살펴보기
- 밑그림에 색칠하기

차례

추천사 · 4
화투란 무엇일까요? · 6
화투 색칠이 왜 좋을까요? · 6
색칠의 기본 재료와 방법 · 7
이 책의 색칠 방법 · 7
기본 선 긋기 · 10
기본 도형 그리기 · 11

기억력 강화 훈련 게임

조각 화투 찾기 · 20
다른 화투 찾기 · 21
화투 개수 세기 · 30
점선 따라 그리기 · 40
다른 화투 찾기 · 42
같은 화투 찾기 · 52
화투 미로 찾기 · 53
화투 패 점수 계산하기 · 54
같은 달 화투 패 찾기 · 55
같은 화투 찾기 · 64
점선 따라 화투 그리기 · 74
다른 화투 찾기 · 76
기억력 강화 훈련 게임 정답 · 78

 1월:송학(솔) · 12
 2월:매조 · 16
 3월:벚꽃(사쿠라) · 22

 4월:등나무(흑싸리) · 26
 5월:붓꽃(난초) · 32
 6월:모란(목단) · 36

 7월:싸리(홍싸리) · 44
 8월:억새(공산) · 48
 9월:국화(국진) · 56

 10월:단풍(풍) · 60
 11월:오동(똥) · 66
 12월:버들(비) · 70

기억력 강화를 위한
화투
색칠하기

기본 선 긋기

색칠을 하기 전 소근육 운동을 위해 다양한 모양의 선을 따라 그려 보세요.

기본 도형 그리기

색칠을 하기 전 소근육 운동을 위해 다양한 모양의 도형을 따라 그려 보세요.

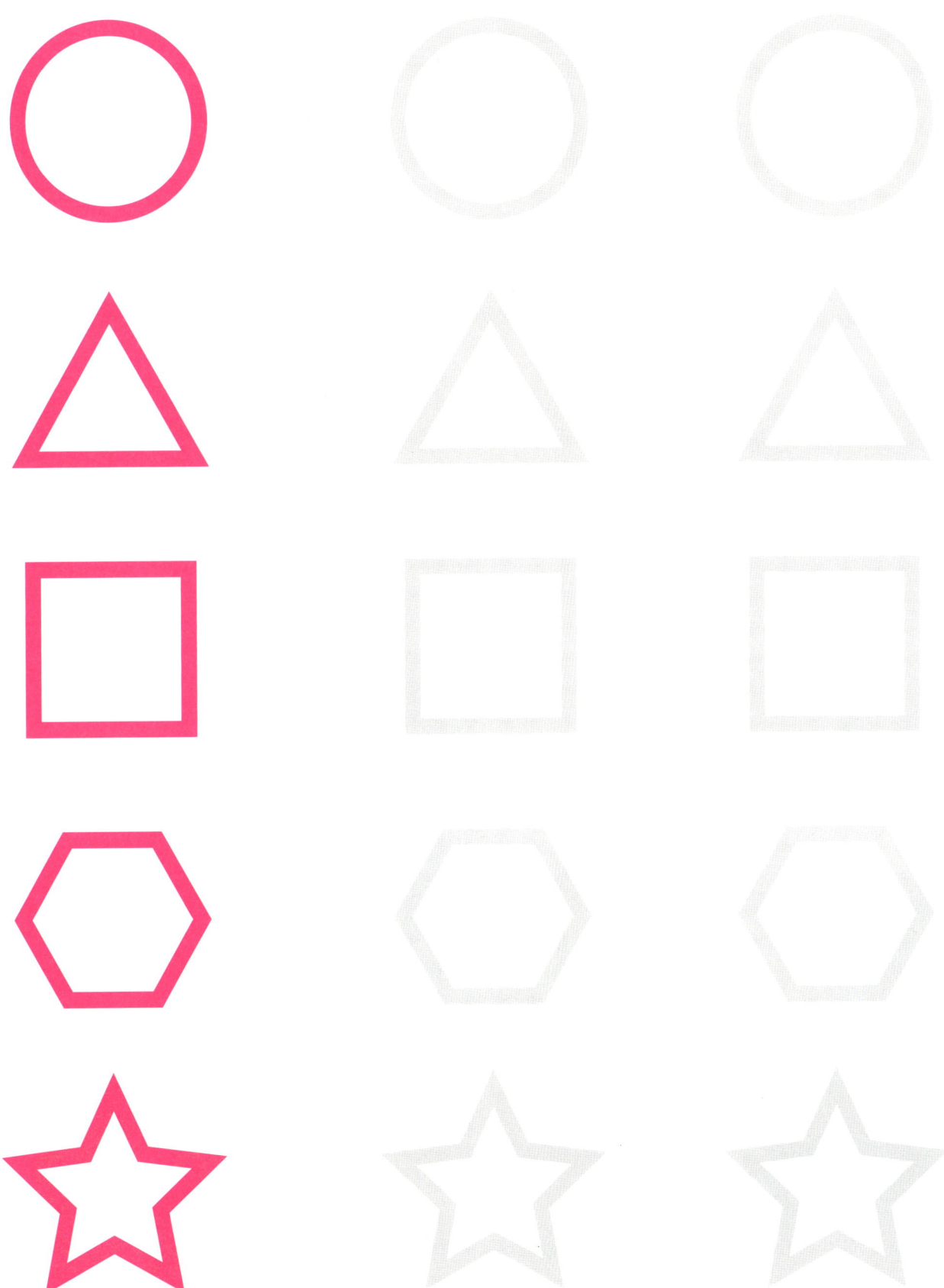

1월-송학(솔)

1월의 화투는 송학(소나무와 학)으로, 소식을 뜻합니다.

일본은 정월 초 집 앞에 소나무를 두어 복을 비는 풍습이 있습니다. 학은 '무병장수'를 상징합니다. 민화투에서 광은 20점, 홍단 띠는 5점, 소나무만 있는 피는 0점입니다.

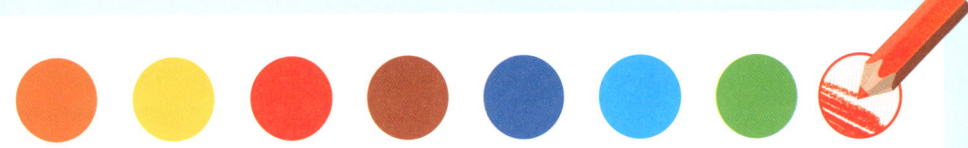

새해 기원

정월의 소나무는 '복'을 상징하지요.

추운 겨울에도 시들지 않는 푸른 소나무에
꼭 이루고 싶은 소원을 적어 걸어 볼까요?
그리고 나서 올해의 목표와 다짐을 생각해 보세요.

2월-매조

2월의 화투는 매조로, 초봄을 상징하는 매화꽃과 휘파람새입니다.

화투에 담긴 뜻은 '연인'입니다.
민화투에서 휘파람새는 10점, 홍단 띠는 5점,
매화꽃만 있는 피는 0점입니다.

봄을 알리는 매화

매화는 가장 빨리 봄을 알리는 꽃이에요.

아직 바람이 찬데 예쁜 꽃망울을 터뜨리는
아름다운 매화꽃을 떠올려 보세요.
그때 누구와 무엇을 했나요?

기억력 강화 훈련 게임

조각 화투 찾기

어떤 화투일까요?
반쪽 화투의 나머지 부분을 찾아 선으로 이어 보세요.

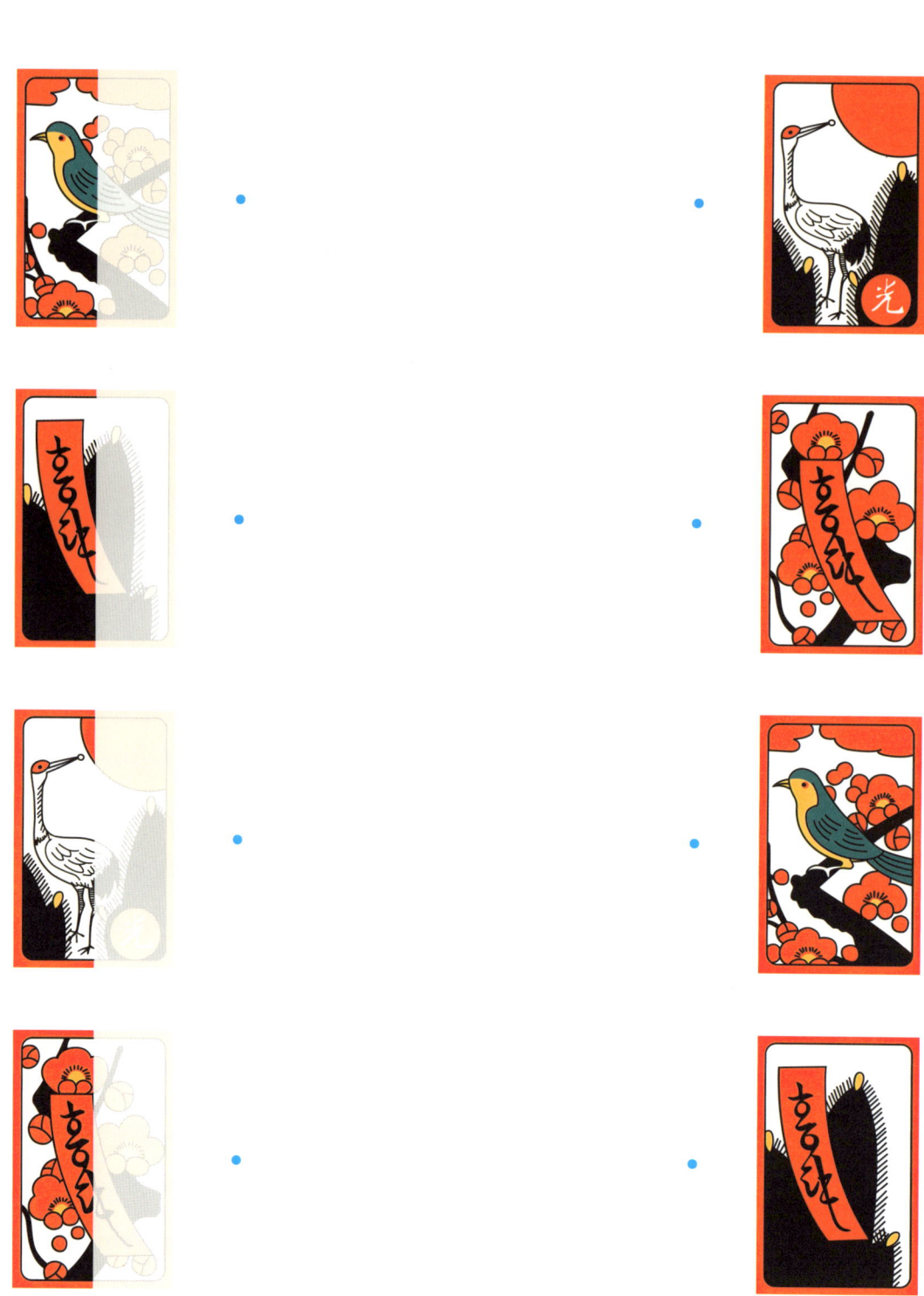

기억력 강화 훈련 게임

다른 화투 찾기

매화나무 가지에 휘파람새가 앉아 있어요.
다른 화투를 하나 찾아 동그라미를 해 보세요.

3월-벚꽃(사쿠라)

3월의 화투는 봄을 상징하는 벚꽃(사쿠라)입니다.

화투에 담긴 뜻은 '여행'입니다.
민화투에서 광은 20점, 홍단 띠는 5점,
벚꽃만 있는 피는 0점입니다.

벚꽃 놀이

따뜻한 봄날, 벚꽃이 만개한 거리를 거닐어 보세요.

하얀 벚꽃 잎이 바람에 흩날리면
행복한 미소가 저절로 피어나고, 입에서는
흥얼흥얼 노래가 흘러나오지요.

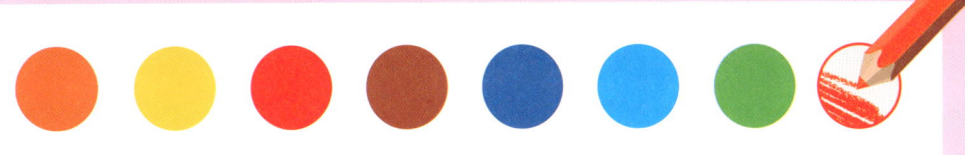

4월-등나무(흑싸리)

4월의 화투는 잎과 꽃이 아래로 늘어진 등나무입니다.

화투에 담긴 뜻은 '남자가 꼬인다'입니다.
날아가는 새는 두견새인데 민화투에서 두견새는 10점,
빨간 띠는 5점, 등나무만 있는 피는 0점입니다.

등나무 아래에서

등나무 아래에서 다정한 친구와 이야기꽃을 피워 보세요.

시원한 그늘을 만들어 주는 등나무에
연한 자줏빛 등꽃이 피면 더욱 좋겠지요?
그윽한 등꽃 향기와 함께 행복한 추억을 만들어요.

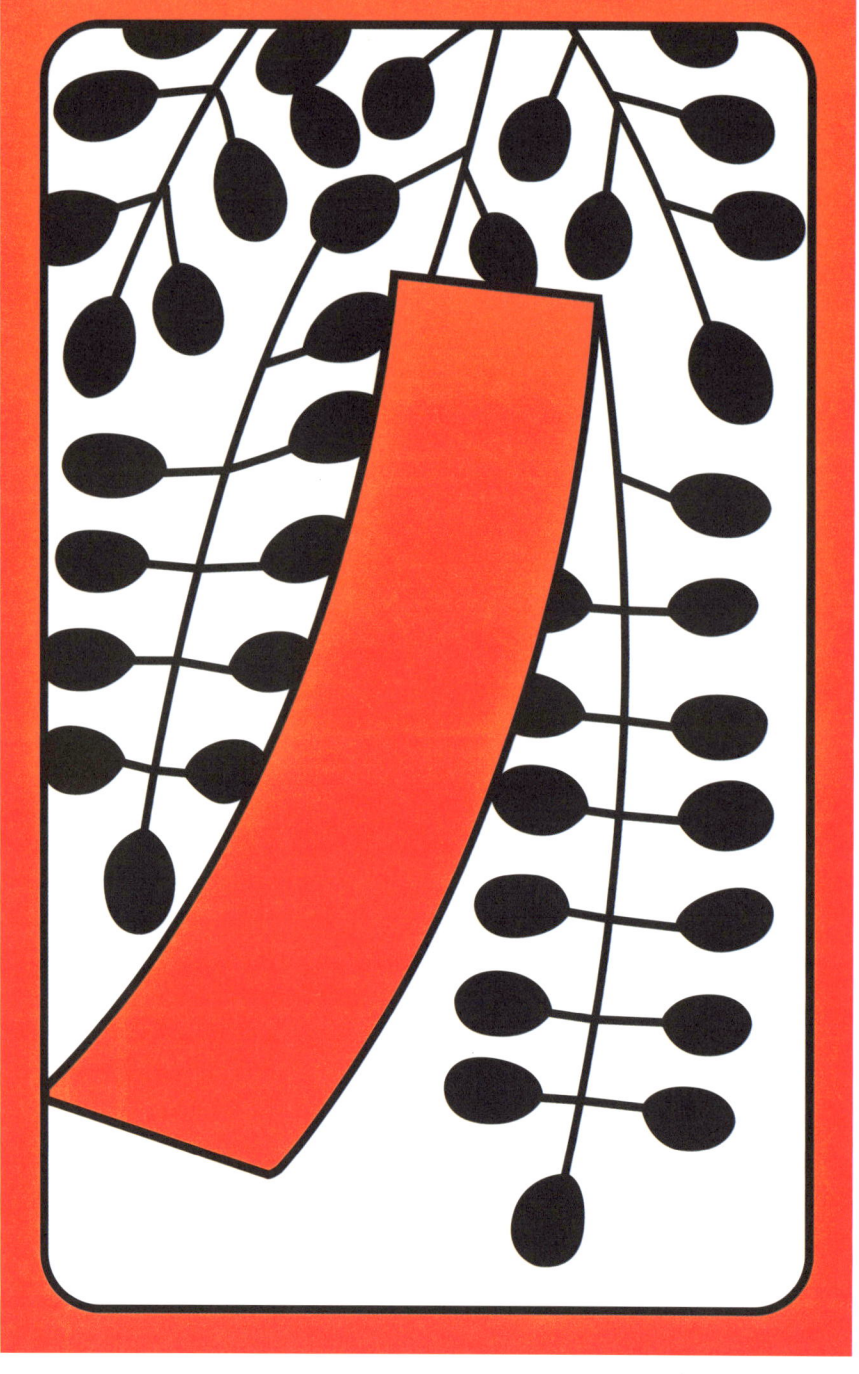

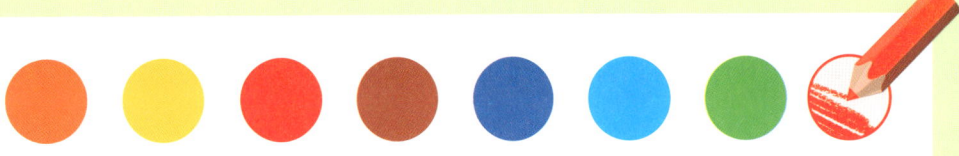

기억력 강화 훈련 게임

화투 개수 세기

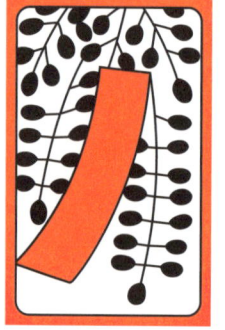

여러 장의 화투가 있어요. 오른쪽에 제시된 화투를 찾아 각각 개수를 센 뒤 네모 안에 그 수를 써 보세요.

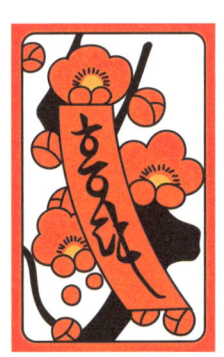

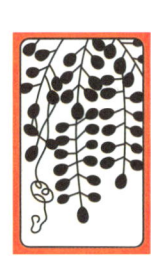

5월-붓꽃(난초)

5월의 화투는 붓꽃으로 흔히 '난초'라고 부릅니다.

화투에 담긴 뜻은 '국수, 연애'입니다.
민화투에서 연못의 다리가 있는 붓꽃은 10점,
빨간 띠는 5점, 붓꽃만 있는 피는 0점입니다.

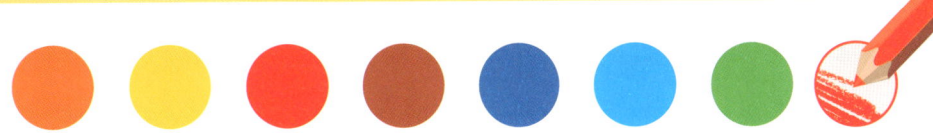

은은한 붓꽃 향기

꽃봉오리가 먹을 묻힌 붓 모양이어서 붓꽃이라고 하지요.

초여름에 푸른빛이 도는 짙은 자주색 꽃을 피우는 붓꽃은 관상용으로 인기가 높아요. 향이 장미처럼 강하지 않고 은은해요.

6월 - 모란(목단)

6월의 화투는 모란입니다.
한자 그대로 읽어 '목단'이라고도 하지요.

화투에 담긴 의미는 '기쁨'입니다.
민화투에서 나비가 있는 모란은 10점, 청단 띠는 5점,
모란만 있는 피는 0점입니다.

화려한 꽃 모란

꽃이 붉고 큰 모란은
위엄과 품위를 갖춘 꽃이에요.

모란을 '부귀화'라고도 하지요.
싱그런 아침, 활짝 핀 모란을 보면 찌뿌둥하던
마음마저 밝아져요.

기억력 강화 훈련 게임

점선 따라 화투 그리기

소근육 운동 시간입니다. 점선을 따라 빠짐없이 선을 그어 보세요.

기억력 강화 훈련 게임

다른 화투 찾기

화투 그림을 잘 보고 서로 다른 화투를 세로 줄마다 1장씩 찾아보세요.

7월-싸리(홍싸리)

7월의 화투는 붉은 꽃이 피는 싸리입니다.

4월의 흑싸리와 구분하기 위해 '홍싸리'라고 부르기도 합니다.
화투에 담긴 뜻은 '횡재, 행운'입니다.
민화투에서 멧돼지가 있는 싸리는 10점, 붉은 띠는 5점,
싸리만 있는 피는 0점입니다.

행운이 가득

싸리꽃은 7월 한여름 온 산에 가득 피지요.

흐드러지게 핀 싸리꽃처럼 우리 모두에게 행운이 넘쳐나면 좋겠어요. 주변 사람들의 행운을 빌어 주세요.

8월-억새(공산)

8월의 화투는 억새가 뒤덮인 들판입니다.

화투에 담긴 뜻은 '달밤'입니다.
억새가 가득한 들판이 빈산처럼 보여 '공산'이라고도 합니다.
민화투에서 광은 20점, 날아가는 새는 10점,
빈 산만 있는 피는 0점입니다.

공산명월

휘엉청 밝은 달이 뜬 빈 하늘에 기러기 떼가 날아가요.

어둑한 가을 저녁 무렵, 하늘 멀리
무리 지어 날아가는 기러기 떼를 보면
왠지 모를 쓸쓸함이 피어나지요.

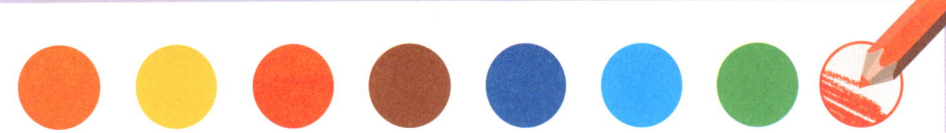

기억력 강화 훈련 게임

같은 화투 찾기

같은 화투는 어디에 있을까요?
연필로 선을 그으며 길을 따라가 보세요.

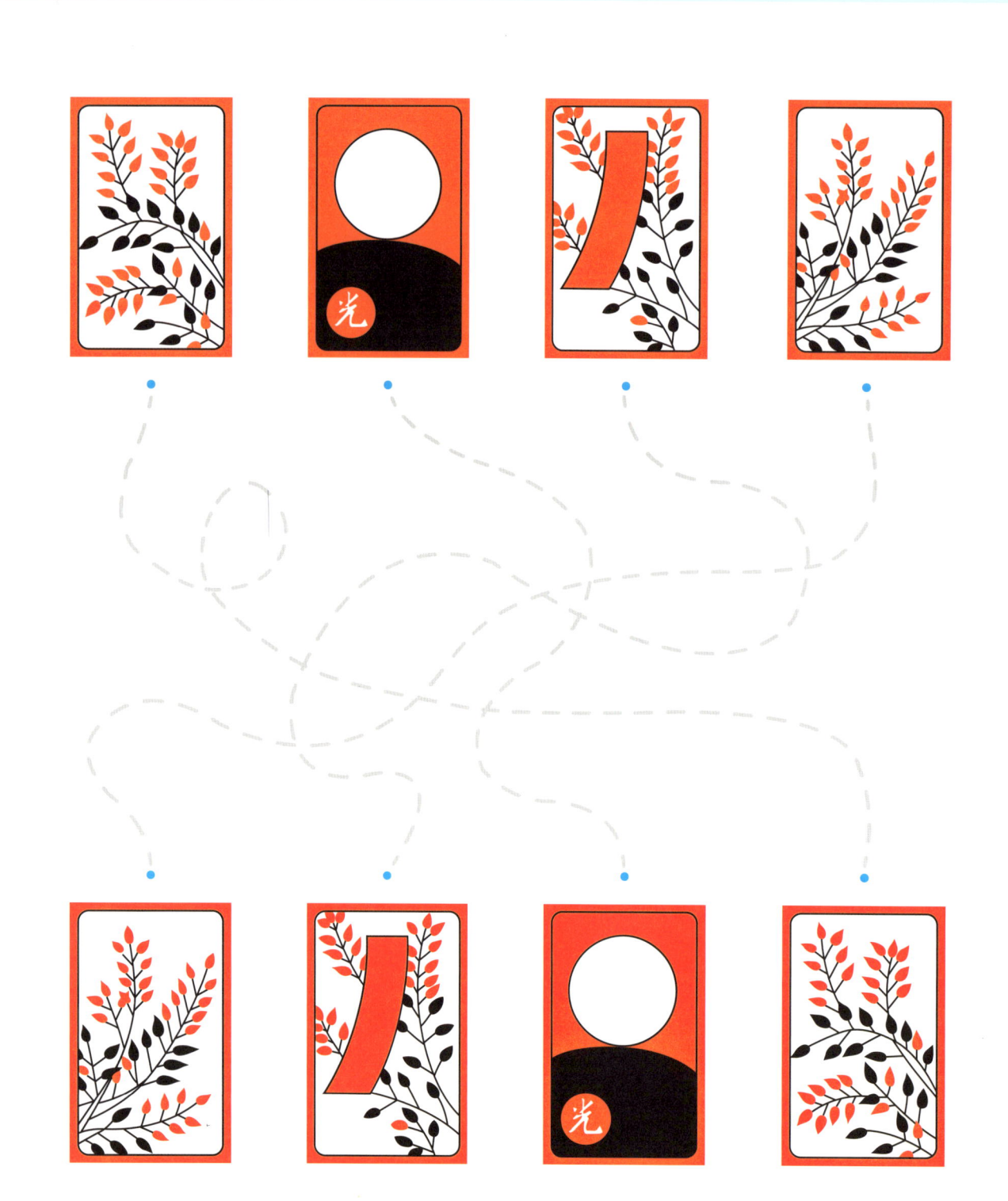

기억력 강화 훈련 게임

화투 미로 찾기

20점짜리 광을 차지하는 행운의 주인공은 과연 몇 번의 누구일까요?
연필로 선을 그으며 길을 따라가 보세요.

기억력 강화 훈련 게임

화투 패 점수 계산하기

민화투에서 다음과 같은 패를 얻었어요.
점수를 계산해 보고, 맞는 점수를 찾아 선으로 연결해 보세요.

기억력 강화 훈련 게임

같은 달 화투 패 찾기

같은 달의 화투 패를 찾으려 해요.
맞는 패를 찾아 선으로 연결해 보세요.

9월-국화(국진)

9월의 화투는 국화이며, 술을 뜻합니다.

국화주를 마시며 재난을 피하던 음력 9월 9일 중양절에서 유래합니다.
민화투에서 목숨 수(壽) 자가 있는 빨간 술잔은 10점,
청단은 5점, 국화만 있는 피는 0점입니다.

국화꽃 향기

단아한 자태를 뽐내는 국화는 향기마저 기품 있지요.

가을 햇빛을 듬뿍 받아
화려한 색을 입은 국화꽃을 보며,
가을의 정취를 만끽해 보세요.

10월-단풍(풍)

10월의 화투는 단풍입니다.
단풍철이면 사슴 사냥이 시작됩니다.

화투에 담긴 의미는 '근심, 걱정'입니다.
사슴과 단풍잎이 잘 어우러져 숲속 느낌이 물씬 납니다.
민화투에서 사슴은 10점, 청단은 5점, 단풍잎만 있는 피는 0점입니다.

단풍의 계절

아름다운 단풍에 눈이 호강했던 그때 그 순간을 떠올려 보세요.

'봄에는 꽃놀이, 가을에는 단풍놀이!'라는 말이 있지요?
가을이 한창인 음력 10월이면 산과 들은
온통 단풍으로 울긋불긋해요.

기억력 강화 훈련 게임
같은 화투 찾기

화투들 중에 같은 그림의 화투가 있어요. 찾아서 동그라미를 해 보세요.

11월-오동(똥)

11월의 화투는 오동으로, 돈을 뜻합니다.

흔히 '똥'이라고 하지요. 검정색 부분은 오동나무 잎이고,
붉은 머리의 동물은 오동나무에만 깃든다는 전설의 새 봉황입니다.
민화투에서 광은 20점, 오동나무 잎만 있는 피는 0점입니다.

비를 가리는 잎

오각형 모양의 잎은 아주 넓고 큰 것이 특징이에요.

옛날에는 딸이 태어나면 오동나무를 심었어요.
자라서 결혼할 때 혼수를 만들기 위해서지요.
오동나무는 목질이 휘거나 트지 않아
가구를 만드는 데 적합해요.

12월-버들(비)

12월의 화투는 버드나무로, 손님을 뜻합니다.

세찬 비가 내리던 날, 버둥거리며 기어코 버드나무에 오르는 개구리. 그 모습을 보며 깨달음을 얻는 선비의 이야기를 담고 있어요. 민화투에서 광은 20점, 제비는 10점, 빨간 띠는 5점, 저승문이 그려진 피는 0점입니다.

봄 소식

추운 겨울이 지나고 따뜻한 봄이 오면
강남 갔던 제비가 돌아와요.

음력 12월의 끝자락,
조금은 성급하지만 손꼽아 봄을 기다리며
마음은 마냥 설레기만 하지요.

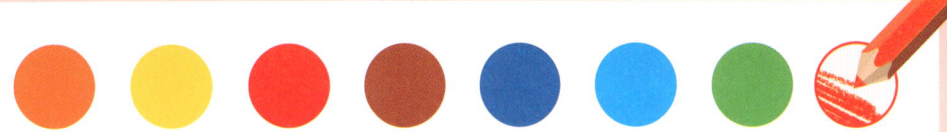

기억력 강화 훈련 게임

점선 따라 화투 그리기

소근육 운동 시간입니다. 점선을 따라 빠짐없이 선을 그어 보세요.

기억력 강화 훈련 게임
다른 화투 찾기

위아래 화투를 잘 보고 서로 다른 곳을 아래쪽 화투에서 5군데 찾아보세요.

기억력 강화 훈련 게임 정답